AF500999

CONTRIBUTION

A

L'ÉTUDE DES JUMEAUX

CONTRIBUTION

A

L'ÉTUDE DES JUMEAUX

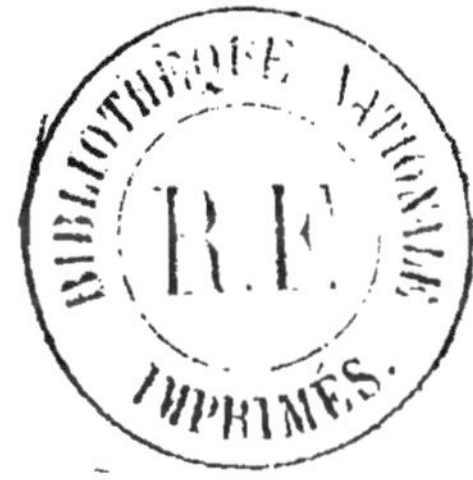

PAR

Le Dr **AHLFELD**,

Privatdocent à l'Université de Leipzig.

Traduit de l'allemand par le Dr L. E. DUPUY,

Ancien interne des hôpitaux de Paris.

(**Extrait des Annales de Gynécologie**)

Numéros de mai 1875 et suivants.

PARIS

H. LAUWEREYNS, LIBRAIRE-ÉDITEUR

2, rue Casimir-Delavigne, 2

1875.

CONTRIBUTION

A

L'ÉTUDE DES JUMEAUX [1]

I

DE L'ÉPIGNATHE.

Le nom d'*Epignathe* a été donné par Isidore Geoffroy Saint-Hilaire aux monstres qui ont une tête accessoire, très-incomplète et très-mal conformée dans toutes ses parties, attachée au palais de la tête principale. (Histoire générale et particulière des anomalies de l'organisation chez l'homme et les animaux.)

Plus tard, on donna au mot *Epignathe* une signification plus étendue, et, aujourd'hui encore, on désigne ainsi tout fœtus présentant dans sa cavité buccale une masse ou tumeur dont les éléments attestent l'existence d'un second fruit.

La connaissance de cette malformation remonte assez haut dans l'histoire de la médecine. Déjà *Celse* avait noté (*De re medica,* lib. VII,6) des méliceris et des athéromes avec cheveux, os et dents s'observant au cou et à la tête d'enfants nouveau-

---

(1) *Extrait des Archiv für Gynækologie*, tome VI, fascicule 2.

nés. Mais la première description d'un Epignathe, avec dessin à l'appui, date de l'année 1688.

Elle nous a été donnée par *Hoffmann*, in *Miscellanea curiosa sive Ephemeridum Decuriae*, II, anni VI, obs. 165, page 336. Nereumbergae 1688 (et non 1687, ainsi que la plupart des auteurs l'ont indiqué à tort, d'après I. Geoffroy Saint-Hilaire).

Mais la question ne fut réellement traitée d'une façon scientifique que par *Vrolik;* ce savant donna une description parfaite d'un cas d'Epignathe et accompagna son observation d'une dissertation remarquable sur la genèse de cette malformation (in *Nieuwe Verhandelingen der ersle Klasse van het Koninklijk-Nederlandsche Instituut, derde deel*, Amsterdam, 1831, p. 211, sous le titre : *Over verstrooide beginselen van een tweede kind waargenomen in een gezwel aan het linker deel der aangezigts bij, eene zevenmaandsche vrucht*).

Depuis cette époque, tous les auteurs qui se sont occupés de la question se sont prononcés sur l'origine de l'Epignathe; les travaux les plus intéressants sur ce sujet sont ceux de *Rindfleisch*, *B. S. Schultze* et *Baart de la Faille.*

En 1838, il n'était à la connaissance de I. Geoffroy Saint-Hilaire, que trois cas d'Epignathe dans la littérature médicale; mais ce savant n'a pas tenu compte d'un certain nombre de faits bien décrits, probablement par suite de sa connaissance incomplète de la littérature allemande (1). Il décrit rapidement le cas de *Hoffmann* (obs. 1), et mentionne les deux faits de *Breschet* (obs. 9 et 10).

Dans son Atlas de l'Histoire des anomalies, il représente (planche 20, fig. 3) la tête d'un veau, de la bouche duquel sort une masse qui présente, d'une façon évidente, une forme animale. Il range cette malformation dans la classe des Hypognathes, quoique le dessin fasse plutôt songer à un Epignathe.

---

(2) Le lecteur sera frappé comme nous de la façon tout au moins légère, dont l'auteur allemand traite les opinions d'un de nos maîtres les plus illustres.

(*Note du traducteur*).

Förster, bien que son ouvrage sur les malformations humaines ait paru en 1865, époque à laquelle un grand nombre d'observations avaient déjà été publiées, ne tint compte que de six faits, à savoir : ceux d'*Hoffmann* (obs. 1), de *Kidd* (obs. 17), d'*Otto* (obs. 11 et 12), de *Poellman* (obs. 18), et de *Hess* (obs. 3).

Enfin, *Baart de la Faille*, qui a publié le traité le plus récent sur l'Epignathe (*Jets over den Epignattsus, eene teratologische bijdraeje. Groningen*, 1874), rapporte 17 obs. dont 2 lui sont personnelles. Les autres faits sont ceux de *Hoffmann* (obs. 1), *Vrolik* (obs. 4), *Sömmering* (obs. 3), *Breschet* (obs. 9 et 10), *Blimdell* (obs. 5), *Otto* (obs. 11, 12 et 13), *Hess* (obs, 3), *Poelmann* (obs. 18), *Kidd* (obs. 17), *Wegelin* (obs. 19), *Hecker* (obs. 20) et *Rippmann* (obs. 21).

Comme le cas de *Sömmering* est, selon toute vraisemblance, le même que celui de *Hess*, le nombre des observations sur lesquelles repose ce mémoire doit être réduit à 16.

Dans notre travail, nous reproduirons 25 observations tirées de la littérature médicale et nous y ajouterons un nouveau fait qui nous a été communiqué par M. le professeur Wagner.

Observation I. — (Hoffmann, 1688).

Ephem. n. c. 1688, *dec. II, ann. VI, obs.* 165, *page* 336.

Du milieu de la voûte palatine d'un nouveau-né se détache une tumeur qui présente des poils sur une petite portion de sa surface. L'intérieur de cette tumeur renferme des parties kystiques, des lames osseuses et un os analogue au maxillaire inférieur. Les autres os n'ont aucune analogie avec ceux d'un fœtus.

Les recherches de l'auteur sont assez peu précises; les figures qui accompagnent la description manquent aussi de clarté. Ces dernières permettent néanmoins de reconnaître qu'il ne s'agissait point ici d'une tête rudimentaire; en effet, il est impossible d'admettre la description que donne Hoffmann d'un prétendu nez, d'oreilles, d'yeux, etc. Pour que le fait fût admissible, il eût fallu tout au moins que la tête rudimentaire fût unie par son occiput à la tête du plus grand fœtus; or, cette disposition n'existait point. Cette prétendue tête n'est qu'une image de fantaisie, et le dessin, reproduit ci-dessous, démontre facilement la vérité de notre manière de voir. De plus, la présence dans la tumeur d'un os ressemblant à un maxillaire inférieur ne prouve pas que toute la masse représentât une tête. C'est donc à tort que Geoffroy Saint-Hilaire attribue une grande importance à ce dernier fait. « Le seul fait intéressant que ceux-ci (les anatomistes) aient pu constater, dit-il, est l'existence d'une mâchoire inférieure. » (Voy. Planche I, Fig. 1 et 2.) La présence du maxillaire inférieur semble avoir guidé ce savant dans le choix d'un autre terme de sa classification ; on sait, en effet, qu'il range l'épignathe parmi les *Monstres polygnathiens.*

Observation II. — (Haack, 1826).

Dissertatio sistens descriptionem anatomicam fœtus parasitici. Kiliæ, 1826.

Primipare, âgée de 27 ans; bien portante avant et pendant la grossesse; accoucha d'un fœtus de 7 à 8 mois, masculin, en présentation crânienne, pesant 2 livres et mesurant une longueur de 15 pouces. Le placenta était plus volumineux qu'à l'état normal; mais à part cela, il n'existait aucune autre anomalie. Le cordon ombilical s'insérait au milieu du gâteau placentaire. (Voy. Pl. I, Fig. 3.)

Par une ouverture de la voûte palatine se dégageait une tumeur qui refoulait en haut, en les aplatissant, la lèvre supérieure et le nez. En ouvrant le crâne, la masse cérébrale (putréfiée) s'écoula au dehors; il fut néanmoins possible de reconnaître que les nerfs de la base du crâne existaient tous: les nerfs olfactifs notamment avaient leurs dimensions normales.

La tumeur est entourée d'une membrane assez résistante, de 2 à 3 millimètres d'épaisseur; lorsqu'on l'eut incisée, il s'écoula une certaine quantité d'un liquide limpide. Quelques lignes observées à la surface de cette vaste poche auraient eu quelque ressemblance avec les sutures crâniennes, et, pour cette raison, l'auteur croit devoir l'assimiler à une tête. Plus loin, on trouve des os pouvant se rapprocher d'une colonne vertébrale, et, dans une cavité, deux parties figurent à peu près des pieds.

Les figures annexées à cette observation sont mauvaises.

Observation III. — (Sommering, 1830).

Vimly, Geschiche des Fœtus in Fœteu. Hannover 1831, *page* 112. *Hess, Beitrag zur Casuistik der Geschwülste mit Zeugungsæhnlichem Intsalte. Inaug. Diss. Giessen.* 1845. *Observation III.*

Fœtus du sexe féminin presque à terme. La tumeur, deux fois aussi volumineuse que la tête, siége principalement sous la joue gauche considérablement distendue, et ne sort qu'en partie de la bouche. La portion de la tumeur émergeant de la cavité buccale représente deux extrémités inférieures soudées ensemble et un segment du paquet intestinal. (Voy. Pl. II, Fig 4.)

Dans les extrémités, on sent des os qui sont réunis par une espèce d'articulation. La partie de la tumeur placée sous la joue renferme : des os, un corps ayant de la ressemblance avec un avant-bras, des doigts distincts, plusieurs portions d'intestins terminées par deux extrémités borgnes, un autre corps ressemblant à un pied qui aurait sept orteils, des poches et des culs-de-sac ayant un contenu athéromateux. Les muqueuses de la voûte palatine, du pharynx et des lèvres contribuent à former le revêtement de la tumeur. La cavité du pharynx est considérablement agrandie, la langue refoulée de côté et sur le plancher de la bouche. Les orifices du larynx et de l'œsophage sont très-rétrécis, l'épiglotte est déformée.

Observation IV. — (Vrolik, 1831.)

Over verstrooide beginselen van een tweede Kind; in Nieuwe Verhandelingen der 1ste kl. van het Koninkl.-Nederl. Instituut. Amsterdam, 1831, III, 241.

Femme multipare, n'ayant eu que des enfants bien conformés.

Commencement du travail au bout d'une grossesse de huit mois qui fut exempte de complications. Présentation crânienne. Malgré de fortes douleurs, la tête avançait lentement. La sage-femme sentit une tumeur à la tête et la perfora avec son doigt. Il s'écoula une grande quantité de liquide transparent, et peu après la femme accoucha d'un enfant mort. (Voy. pl. II, Fig. 5.)

Vrolik remplit de nouveau la tumeur de liquide et ferma la déchirure de la poche au moyen d'une suture.

La tumeur a son siége dans la cavité buccale sous la joue gauche sa forme est arrondie, mais sans que sa surface soit complètement lisse : celle-ci présente, au contraire, des parties plus élevées, séparées par des sillons. Diamètre : 4 1/2 centimètres. Circonférence 13 1/2 centimètres. La peau de la tumeur présente de petites franges et des végétations qui la fixent aux téguments de la joue. On ne constata point le passage de vaisseaux sanguins. La peau de la tumeur se renverse plusieurs fois en dedans.

Dans la tumeur on trouve : un os long (tibia), des cartilages et des ligaments (les disques cartilagineux du genou), d'autres os (calcanéum), des extrémités avec des doigts (dont l'une était double), des fragments osseux méconnaissables, une masse analogue au placenta, une portion du canal intestinal avec l'appendice vermiforme, rempli de tissu muqueux. La nutrition de la tumeur s'effectue par de petits rameaux artériels provenant principalement des artères maxillaire externe et thyroïdienne. Les veines se réunissent en un gros tronc qui se jette dans la jugulaire interne. On ne trouva point de nerfs.

Observation V. — (Blundel, 1834.)

Principles and practice of obstetrics. London, 1835. *Baart de la Faille, Jets over den Epignatus*, page 8.

Il s'agit d'un enfant nouveau-né présentant des excroissances en forme de grappes qui pendaient hors de la bouche.

Observation VI. — (Strudencki, 1834.)

De quadem linguæ infantis neonati abnormitate, adhuc nondum observata. Dissert. Berol., 1834.

La femme d'un voiturier s'aperçut, en allant nourrir ses chevaux, que l'un d'eux était mort pendant la nuit; cet animal avait la langue fortement pendante hors de la bouche. La femme en conçut une peur très-vive.

Bien qu'elle fût enceinte de deux à trois mois, elle arriva, sans aucune complication notable, au terme de sa grossesse. L'accouchement fut facile chez cette femme, qui en était, du reste, à son quatrième enfant.

Première position du sommet. L'enfant à terme et vivant pesait 9 livres et présentait une longueur de 17 centimètres.

Il vécut trente-six heures. On attribue sa mort à du lait tombé dans la trachée pendant qu'il buvait.

Hors de la bouche pendait une masse, ressemblant à une langue décuplée de volume. Sous la langue existait une tumeur renfermant beaucoup d'os et de fragments de cartilage et, en outre, plusieurs kystes, dont les uns contenaient du liquide et les autres une matière caséeuse ou albumineuse. Dans d'autres kystes, on trouvait de la graisse, des cheveux ou des morceaux de cartilage. (Voy. pl. II. Fig. 6.)

La tumeur est confondue avec la langue et est reliée par une courte bandelette à la moitié droite du maxillaire inférieur. En y comprenant la langue, elle mesure 6,2 centimètres de long, 4 centimètres de large, 2,4 centimètres d'épaisseur.

Sa surface est recouverte par une muqueuse qui s'observe dans la portion de la tumeur avoisinant la bouche; en dehors, cette membrane s'amincit de plus en plus et finit par disparaître complètement.

Le voile du palais et l'épiglotte sont attirés en avant, de telle façon que la glotte n'est plus recouverte. La lèvre inférieure manque complètement. La partie cutanée de cette lèvre se confond avec les téguments de la tumeur.

Le maxillaire inférieur est aplati de haut en bas et, en quelque sorte, tassé sur lui-même.

OBSERVATION VII. — (Strudencki.)

De quadam linguæ infantis neonati abnormitate, adhuc nondum observata. Dissert. Berol., 1834.

De la bouche d'un garçon, né au septième mois de la grossesse, sort une tumeur, un peu plus petite à elle seule que le fœtus tout entier.

La tumeur est reliée à la voûte palatine par un court pédicule ne mesurant que 4 millimètres. La paroi externe de la tumeur est constituée par un tissu solide. A l'intérieur se trouvent des kystes renfermant des cheveux, du liquide, des masses fibrineuses molles, etc. A la partie supérieure existe une poche recouverte de cheveux et renfermant dans sa cavité quelques os assez semblables à ceux d'un fœtus.

Strudencki considère cette tumeur comme un fœtus rudimentaire dont la tête seule existe et est reliée à la voûte palatine par le cordon ombilical.

OBSERVATION VIII. — (Bury, 1834.)

London medical Gazette, vol. XIV, may 24, 1834.

Secundipare, 22 ans. Présentation du crâne en occipito-postérieure Applications infructueuses du forceps et du levier. Perforation, version, extraction difficile. Mort de la femme six jours après l'accouchement.

La tumeur siége sous la peau de la joue et le maxillaire supérieur du côté droit; elle a deux à trois fois les dimensions de la tête d'un enfant à terme. La consistance est molle; à trois endroits seulement on sent des parties dures. Elle se compose de deux moitiés réunies par un canal pouvant admettre le passage du doigt. Les deux parties sont séparées par un os plat, long de 1 1/2 centimètre et émanant du frontal de l'enfant. (Voy. pl. III, Fig. 7.)

Dans l'intérieur de la tumeur, on trouve un liquide aqueux, des os, trois extrémités, une portion du cuir chevelu.

L'union de la tumeur avec l'enfant est très-lâche, dans la fosse temporale seulement, les adhérences sont un peu plus solides; c'est là probablement que les vaisseaux de la tumeur se dégagent des artères et veines temporales.

Observation IX. — (Breschet, 1834.)

Lauth. Sur les diplogénèses. Paris, 1834.
Is. Geoffroy St-Hilaire. Histoire des anomalies, 1837, 3e vol., p. 180.

Dans l'ouvrage de Lauth, on fait mention de deux cas de Breschet. Dans l'une et l'autre de ces observations, les rudiments d'un fœtus plus petit étaient soudés à la paroi postérieure du pharynx. L'union était produite par le cordon ombilical dont les vaisseaux émanaient du sphénoïde.

Observation X. — (Breschet, 1834).

Voir : Observation IX.

Observation XI. — (Otto, 1841.)

Monstrorum sexcentorum descriptio anatomica.
Vratislaviæ, 1841, n° 586.

La tumeur est fixée par un pédicule court et large, à la gorge d'un garçon né au sixième mois de la grossesse, et s'accroît en dépassant la bouche. Ses dimensions dépassent celles de la tête d'un enfant. Le voile du palais est fortement distendu. Le maxillaire et la lèvre supérieure sont refoulés en haut, le maxillaire et la lèvre inférieure en bas.

La tumeur n'est recouverte qu'à sa partie supérieure par une membrane muqueuse.

Observation XII. — (Otto, 1841.)

Monstrorum sexcentorum descriptio anatomica.
Vratislaviæ, 1841, n° 587.

La tumeur, divisée en plusieurs lobes, sort de la bouche d'une fille venue au monde avant terme (à sept mois). Les lobes affectent des formes variables et renferment beaucoup de poches. Dans la tumeur, on trouve du cartilage et des os. La voûte palatine est fendue du côté droit. La tumeur envahit les fosses nasales et sort par les narines.

La cavité buccale est fortement agrandie. Le nez, le maxillaire et la lèvre supérieure sont refoulés en haut. La lèvre supérieure du côté gauche est unie à la tumeur.

Le maxillaire inférieur et la langue sont refoulés en bas.

Observation XIII. — (Otto, 1841.)

Monstrorum sexcentorum descriptio anatomica. Vratislaviæ, 1841, n° 588.

Enfant né à six mois, du sexe féminin.

La tumeur ne fait pas seulement saillie hors de la bouche, mais elle envahit encore tout le côté gauche de celle-ci et représente, à ce niveau, une excroissance qui rappelle assez bien l'aspect d'une deuxième tête. L'oreille, l'œil, l'aile du nez, l'angle de la bouche du côté gauche sont entraînés par la tumeur. Celle-ci, émergeant de la voûte palatine et de la joue gauche, fait saillie hors de la bouche largement ouverte et présente une masse volumineuse, lobulée, renfermant des vésicules dans son intérieur et des petits canaux tapissés par une muqueuse. Une tumeur plus petite est considérée par Otto comme étant un testicule.

La seconde tumeur, bombant au niveau de la portion écailleuse du temporal gauche, se continue avec la première. Elle ressemble à une hernie du cerveau, mais ne présente aucune communication avec la cavité cérébrale. L'arcade zygomatique du côté gauche est détruite.

Observation XIV. — (Retzius, 1846.)

Svenska Läkare Sallskapets Nya Handlingar, vol. III, p. 224.
Canstatt's Jahresbericht, 1846, IV, p. 18.

Dans le premier mois de la grossesse, la femme F... tomba sur le ventre. A partir du sixième mois, elle ressentit une douleur fixe dans la région de l'estomac; elle accoucha à sept mois.

De la voûte palatine, fendue en deux, se dégage une tumeur en forme de grappe, fixée par un mince pédicule.

La surface de celle-ci était recouverte par de petits cheveux; à une place seulement, les cheveux présentaient un développement plus marqué.

De chaque narine sort un polype. Dans l'un des lobes les plus externes, on trouva des concrétions osseuses n'ayant aucune ressemblance avec les os normaux.

Observation XV. — (Gilles, 1852.)

De hygromate cystico congenito. Dissert. Bonnæ. 1852.

Un enfant du sexe masculin, provenant de l'accouchement naturel d'une femme tertipare, fut admis à la clinique pour une tumeur occupant la moitié gauche de la figure.

La tumeur, formée de deux parties, s'étend de l'oreille gauche au menton. Après la naissance, elle avait le volume d'un petit œuf de poule, une consistance molle; elle n'était ni douloureuse, ni chaude et présentait un certain degré de mobilité. Cette tumeur s'accrut et prit une consistance plus ferme. Comme la respiration devint gênée, on entreprit l'extirpation en trois séances.

On enleva d'abord un kyste placé en avant et qui renfermait un liquide épais, de l'épithélium, de la graisse et une masse filamenteuse. Dans l'un des kystes qui furent enlevés par une deuxième opération, on trouva une dent incisive. (Voy. pl. III, Fig. 8.)

Une troisième opération consista à retrancher la masse principale; celle-ci était formée de kystes renfermant surtout de la graisse et une substance granuleuse.

Outre cela, on trouva un os muni de plusieurs dents, qui ressemblait assez au maxillaire inférieur.

L'enfant mourut un an et demi après l'opération.

Observation XVI. — (Hess, 1864.)

Beiträge zur Casuistik der Geschwülste mit Zeugunsähnlichem Inhalte. Dissert. Giessen, 1854.

De la bouche d'une fille presque à terme sort une grosse tumeur. Deux petits polypes font issue à travers les narines.

La tumeur est fixée au maxillaire supérieur par une base très-étroite. Une seconde tumeur plus petite existe encore en arrière et est insérée sur la voûte palatine par une plus large base.

La tumeur principale est plus volumineuse que la tête d'un fœtus; elle est formée par un grand nombre de lobes.(Voy. pl. IV, Fig. 9).

La muqueuse buccale s'étend sur la tumeur, mais ne revêt que les lobes de la base.

Les autres lobes en sont dépourvus et recouverts en partie par un tégument fibreux, en partie par de la peau véritable présentant un léger duvet. Dans la tumeur on trouve des kystes renfermant, les uns, du liquide, les autres, une matière sarcomateuse; plus loin existent des os bien conformés.

Deux os, plus gros que les autres ressemblaient à un maxillaire supérieur et étaient munis de dents.

Observation XVII.— (Kidd, 1856.)

Dublin hospit. Gaz., 1856, n° 6.
Canstatt's Jahresbericht, 1856, IV, p. 13.

La tumeur fut enlevée par excision de la bouche d'un enfant nouveau-né, bien conformé. Elle était ovale, d'une longueur de 8 centimètres, d'une largeur de 5 à 6 centimètres. Par son extrémité amincie, elle était fixée à la voûte palatine.

Sa surface était lobulée et recouverte de peau normale.

Un des lobes ressemblait à une vessie et renfermait un liquide de coloration jaune-paille. Un autre, placé presqu'au milieu de la masse, présentait un sillon qui le divisait en deux parties (fesses), un point ressemblait à l'anus, auquel correspondait l'extrémité terminale d'une portion d'intestin.

Une des parties du lobe, ainsi séparé en deux, formait un prolongement qui, à un certain niveau, se divisait en deux extrémités, sur lesquelles on reconnaissait des doigts ou des orteils avec trois phalanges et des ongles. D'autres doigts étaient dépourvus d'os. Dans l'intérieur du lobe on trouva deux cartilages juxtaposés (corps des pubis ?), et plus profondément, une portion d'intestin atteignant presque 4 centimètres de longueur. Celle-ci se composait de deux canaux ayant exactement la même direction ; les extrémités de chacun d'eux étaient arrondies et fermées; ils renfermaient une substance grise et pâteuse.

Les lobes plus internes renfermaient de nombreuses particules cartilagineuses et osseuses, et du liquide analogue à du tissu cérébral tombé en déliquium. Un os était analogue à l'occipital.

Observation XVIII. — (Poelmann, 1855).

Bulletin de la Société de méd. de Gand, 1855, p. 10.
Canstatt's Jahresbericht, 1855, IV, p. 13.

La mère est une multipare âgée de 31 ans : ses autres enfants avaient été normaux.

La tumeur a 6 centimètres de longueur, 10 centimètres de circonférence; elle sort de la bouche du fœtus, qui est né avant terme (long de 20 centimètres, et âgé de 4 1/2 mois); son pédicule s'insère sur le côté externe de la trompe d'Eustache du côté droit. Elle a l'aspect d'une môle hydatique. Dans son intérieur on trouve du liquide, des noyaux cartilagineux, des fragments osseux et vingt-deux dents.

Observation XIX. — (Wegelin, 1861.)

Bericht über die Thätigkeit der St-Gallischen naturwissenschaftlichen Gesellschaft, 1860-61, p. 68.

Une secundipare, qui avait eu précédemment un enfant bien conformé, accoucha, au sixième mois de la grossesse, d'un garçon, en présentation des pieds.

Une tumeur charnue, lobulée, pendait de la bouche de celui-ci; elle s'insérait par un large pédicule à la voûte palatine du fœtus. La bouche était grande ouverte.

La tumeur avait 8 centimètres de long, 10 centimètres de largeur, 6 centimètres d'épaisseur et 22 centimètres de circonférence. Elle présentait un appendice long de 7,5 centimètres, recouvert de peau normale, et offrant à son extrémité un pied muni de cinq orteils.

On reconnaît nettement, sur le fœtus bien conformé, la lèvre inférieure amincie, le rebord alvéolaire du maxillaire inférieur, la langue, la paroi postérieure du pharynx.

Par contre, le voile du palais manque complètement, et à la place des pharyngo-staphylins, on ne trouve que deux petits plis de la muqueuse. (Voy. pl. IV, Fig. 10.)

La tumeur sort d'un trou qui commence à la selle turcique et qui se prolonge en avant jusqu'à l'apophyse Crista-galli (les parties antérieure et moyenne du sphénoïde et l'ethmoïde manquent complètement); quatre kystes, qui se trouvent sur le plancher de la cavité crânienne, se joignent à la tumeur.

Le cerveau est normal.

Une artère fournissant aux kystes, peut être suivie jusque dans la profondeur de la tumeur.

Les nerfs crâniens sont normaux; l'olfactif seul fait défaut.

Le vomer et les palatins manquent. Le maxillaire supérieur est tassé sur lui-même. Dans la tumeur on trouve : des vestiges évidents d'un sacrum, un cristallin, une choroïde, de la masse cérébrale; plus loin un morceau d'intestin.

La nutrition de la tumeur est due aux artères du cerveau.

Obs. XX. — Hecker, 1865.

Monatschrift für Geburtskunde, 1865, fascicule I.

Une femme secondipare, offrant un développement exagéré du ventre (113 cent. de circonférence), conséquence d'hydramnios 4,500 grammes), accoucha, au huitième mois de la grossesse, d'un garçon pesant 2,420 grammes et mesurant 21 centimètres. L'enfant s'étant présenté par les pieds fut facilement extrait jusqu'à la tête, mais celle-ci ne put être dégagée que par l'action combinée des mains.

Une tumeur plus grosse que le poing d'un homme se dégageait de la bouche largement ouverte; les maxillaires supérieur et inférieur n'étaient point réunis sur la ligne médiane; en haut existait une fente de 3,25 centimètres, en bas une autre de 4,5 centimètres. (Voy. Pl. V, fig. 11.)

La fente du maxillaire supérieur se poursuivait tout le long du palais; le maxillaire inférieur du côté gauche était brisé. Les maxillaires inférieurs étaient amincis comme des arêtes, et ne présentaient naturellement aucune formation dentaire.

La tumeur s'insère par une large base à toute la moitié droite de la cavité buccale; commençant à la rangée dentaire du maxillaire supérieur droit, elle s'étend le long de la partie droite du palais jusqu'au pharynx, au dos de la langue (ne laissant libre que 1,5 centimètres de la pointe de cet organe) et à toute la partie droite de la oue.

A l'œil nu, elle semble s'être développée derrière la muqueuse buccale et être recouverte en grande partie par celle-ci qui est hypertrophiée, surtout à ses limites.

Plus loin, la muqueuse devient plus mince et finalement elle est interrompue, de telle façon qu'il ne persiste à la surface de la tumeur que quelques îlots de muqueuse qui finissent eux-mêmes par disparaître.

La tumeur est mamelonnée, lobulée. Plus on se rapproche de son insertion, plus on lui trouve une consistance cystique; en s'en éloignant, elle devient, au contraire, plus molle et comme traversée par un grand nombre de noyaux cartilagineux. Le microscrope découvre dans les différents lobes de la tumeur des cellules analogues aux cellules cérébrales embryonnaires.

Le larynx, la cavité crânienne et le cerveau sont complètement normaux.

Ahlfeld.

Obs. XXI. — Rippmann, 1865.

Ueber einen bisher nicht beobachteten Fall multipler Intrafötation.

Dissert. Zürich, 1865.

Une tertipare, âgée de 28 ans, dont le ventre était considérablement développé (110 cent.), par suite d'hydramnios, et dont les pieds présentaient de l'œdème, accoucha d'une fille pesant 1550 grammes ; la femme était arrivée au sixième mois de la grossesse. L'enfant s'était présenté par les pieds et l'extraction de la tête avait présenté des difficultés.

Le placenta était œdémateux : il existait un œdème gélatiniforme entre l'amnios et le chorion.

Le cordon ombilical, long de 40 centimètres, était mince et pauvre en gélatine.

Le corps du fœtus est normalement constitué, à l'exception de la tête qui a deux fois le volume ordinaire.

De la bouche sort une tumeur dont les dimensions dépassent celles de poing. Les os du crâne sont mous et sans consistance. A l'ouverture de la boîte crânienne, il s'écoula une grande quantité de liquide hydrocéphalie). Le cerveau et la partie de la tumeur qui s'y trouvent sont ramollis sous forme de bouillie. La tumeur a pris racine en partie dans la masse cérébrale et en partie dans les ventricules latéraux. Les méninges sont également macérées. (Voy. Pl. VI, fig. 12 et 13.)

La tumeur extérieure a de 16 à 18 centimètres de long, de 8 à 10 centimètres de large. Les noyaux sont entourés d'une membrane résistante, analogue à une séreuse.

Dans l'intérieur de la tumeur, on trouve une partie osseuse analogue à un maxillaire inférieur.

A l'examen microscopique, on trouve les tissus les plus divers, mais avant tout du tissu cérébral et du tissu glandulaire (tissu hépatique normal).

La tumeur interne est, d'une façon générale, identique à la tumeur externe. On trouve, en outre, des extrémités avec doigts ou orteils et un cordon ombilical.

Le pédicule de la tumeur externe traverse la base du crâne ; celui de la tumeur interne se développe en forme de coude et se relie au premier; au niveau de la selle turcique, l'hypophyse cérébrale fait défaut.

Obs. XXII. — Arnold, 1870.

Archives de Virchow, vol. 50, p. 482.

Une quartipare de 28 ans accoucha normalement d'un enfant, qui présentait une grosse tumeur faisant saillie hors de la bouche.

Les enfants antérieurs de la même femme étaient bien conformés, le cours de la grossesse fut exempt de toute complication.

L'enfant vécut, fut nourri artificiellement, mais avalait souvent de travers. Il mourut de pyémie le sixième jour, la tumeur commençant à se détruire.

Outre une fissure de la voûte palatine et diverses malformations du crâne et de la cavité buccale, l'enfant présentait encore un pied bot valgus.

La tumeur siége en partie dans la cavité crânienne et sort en partie de la bouche. Les deux parties sont réunies par un pédicule ayant 1 centimètre d'épaisseur et traversant la base du crâne. La tumeur s'étend dans la cavité crânienne depuis la selle turcique jusqu'à la portion écailleuse droite du temporal et se trouve renfermée dans la poche de la dure-mère. Elle a la grosseur d'une noisette. La grosse tumeur envoie ses prolongements dans la cavité ethmoïdale ; mais ceux-ci ne sortent point par les narines. (Voy. Pl. VII, fig. 14 et 15.)

La surface de la tumeur est recouverte de peau normale, dans laquelle on peut démontrer la présence de petits cheveux et de glandes sudoripares ou sébacées.

A plusieurs places, se trouvent des cheveux longs, foncés, formant de petits amas. Dans la portion qui sort de la bouche existent des excroissances, des prolongements, etc.

Dans un sillon on trouve de petites cavités et une ouverture tapissées de muqueuse.

La surface de la tumeur est reliée au dos de la langue par un pédicule large et un peu aplati ; la langue est attirée légèrement dans le sens de celui-ci.

Dans l'intérieur se trouvent des cavités remplies d'une substance caséeuse, colorée en rouge, de graisse, d'un fragment de cartilage hyalin, de faisceaux musculaires striés transversalement, d'acini glandulaires.

Obs. XXIII. — J. Baart de la Faille, 1874.

Iets over den Epignathus, eine teratologische Bydrage. Gronnigen, 1874, cas I.

Un enfant à terme présentait en venant au monde une tumeur faisant saillie hors de sa bouche et dont la circonférence dépassait celle de sa tête. Celle-ci était formée de 30 cotylédons ; quelques-uns ont le volume de fèves, mais la plupart atteignent celui d'une noix. De chaque narine sort un polype. (Voy. Pl. VII, fig. 16.)

La tumeur a poussé ses racines dans les cavités orbitaires. En haut elle se prolonge sous forme de large pédicule qui traverse de haut en bas la selle turcique et se perd en cet endroit.

La glande pituitaire fait défaut. Dans quelques-uns des lobules de la tumeur, on trouve des os plats triangulaires ou quadrangulaires. Deux cotylédons renferment les rudiments d'extrêmités infantiles pourvues d'orteils et de doigts.

Au microscope on trouve partout des noyaux (cellules cérébrales), du tissu conjonctif et de petits fragments osseux.

Obs. XXIV. — J. Baart de la Faille, 1874, cas II.

Fœtus très-amaigri, du sexe féminin, et de 5 mois environ.

Une tumeur, grande comme la surface de la main, sort de la bouche de celui-ci ; deux acéphales sont fixés à la tumeur par un cordon ombilical. D'après leur grosseur, ces deux monstres doivent être âgés de quatre mois environ. (Voy. Pl. VIII, fig. 17.)

La consistance de la tumeur est molle ; dans son intérieur se prolonge le cordon dont il a été parlé ; celui-ci se divise ensuite pour gagner l'ombilic des acéphales. Il ne fut point possible d'y trouver de vaisseaux sanguins.

A un examen attentif on remarque que la tumeur semble venir du larynx et, plus loin, se dégager d'une fente de la voûte palatine. On peut suivre un cordon court et épais qui traverse la selle turcique à laquelle il vient se fixer.

Le cordon long et mince, auquel sont fixés les acéphales, se prolonge également à travers la fente palatine jusqu'aux apophyses clinoïdes antérieures de la selle turcique. Les acéphales ont été nourris par les vaisseaux sphéno-palatins.

La masse cérébrale est en putréfaction ; le cervelet est plus ferme et n'a aucun rapport avec la néoformation.

Obs. XXV. — Neuffler, 1874.

Würtembergisches Correspondenzblatt, XLIV, 11, p. 80.

Une primipare, âgée de 29 ans, accoucha spontatanément, au sixième mois, d'une fille morte et longue de 33 centimètres. La grossesse avait été très-douloureuse, surtout à cause du fort développement du ventre.

Après la sortie de l'enfant, la femme accoucha encore d'une tumeur isolée et d'un placenta. La tumeur, sortant de la bouche, pendait sur le bas-ventre. Elle avait un large pédicule dont la longueur était de 3 centimètres, fixé au palatin gauche. Ce dernier était perforé et, par une ouverture ayant le diamètre d'une plume d'oie, deux polypes s'étaient insinués dans la cavité des fosses nasales.

La tumeur mesure 13 centimètres de long, 9 de large et 5 d'épaisseur. Au-dessous d'elle pend une deuxième tumeur qui lui est reliée par un mince pédicule ; une troisième tumeur se trouve enfin reliée à la précédente ; elle est de consistance ferme et contient un os ayant une longueur de 2 centimètres.

Obs. XXVI. — Ahlfeld, 1874.

De la bouche d'un enfant du sexe féminin, accouché avant terme et mesurant 36 centimètres de longueur, sort une tumeur plus volumineuse que la tête du fœtus. Elle a 10 centimètres de long et 7 centimètres de large. (Voy. Pl. VIII, fig. 18.)

Sa forme générale est arrondie; elle est munie d'un pédicule qui s'amincit en se rapprochant de la cavité buccale.

Le pédicule a un diamètre de 1,25 centimètres et une forme assez exactement orbiculaire. Il n'est pas simple, mais il s'en détache au contraire des faisceaux qui vont à la voûte palatine et à la paroi postérieure du pharynx.

La surface de la tumeur présente plusieurs appendices qui ont de la ressemblance avec des doigts ou des orteils.

Dans une de ses excroissances on trouve la matrice d'un ongle.

Les téguments de cette tumeur consistent en une peau ferme et garnie d'un duvet très-fin. Le tissu cellulaire sous-cutané est assez riche en graisse.

Cette préparation étant l'unique exemple d'une collection, il ne fut pas possible d'en bien examiner le contenu. On dut se contenter de faire quelques incisions qui ouvrirent les parois des kystes renfermant des cellules cérébrales embryonnaires ; dans d'autres kystes on trouva un liquide épais et filant. Plus loin on tombait sur plusieurs petits fragments cartilagineux. Une incision conduisit sur un os long qui était relié à un os plat.

Je trouvai, en outre, un os plus gros, conformé d'une façon particulière ; il présentait une petite ouverture par laquelle se dégageait un cordon nerveux.

De chaque côté de cet os couraient deux grosses artères et deux grosse veines.

Pour mieux vérifier les conditions dans lesquelles se trouvaient la base du crâne et la cavité buccale, on fendit le crâne exactement sur la ligne médiane. La base du crâne est normale. On peut suivre nettement la sortie de tous les nerfs crâniens.

L'hypophyse cérébrale a son volume et sa place normaux.

Après l'ouverture du rocher on peut constater que les osselets de l'ouïe avaient leur développement normal.

La bouche et l'arrière-bouche sont tapissées par une muqueuse dans laquelle viennent s'insérer les prolongements du pédicule. Les parties latérales du palais sont seules développées ; il existe une fente palatine congénitale. La cloison des fosses nasales est conservée. Des lobules de la tumeur remontent de chaque côté dans les fosses nasales et viennent adhérer fortement aux muscles ; une partie de celle-c s'engage dans la narine gauche et à sa sortie s'épanouit en forme de grosse bourse, mesurant 3 centimètres de longueur.

La bouche est largement ouverte. La lèvre supérieure est à une disfance de 4,5 centimètres de l'inférieure. La distance latérale de l'angle de labouche mesure 3,75 centimètres, mais la peau recouvre encore en grande partie les angles des maxillaires supérieur et inférieur, de telle façon que l'entrée de la bouche du côté de la tumeur n'est représentée que par cette fente cutanée et semi-linéaire.

Faut-il considérer comme des épignathes les différents cas qui viennent d'être énumérés, ou, en d'autres termes, peut-on admettre que ces diverses tumeurs siégeant dans la cavité buccale, proviennent de l'inclusion d'un deuxième fœtus? Il n'est permis de faire à ce sujet, aucune affirmation précise. En effet, dans un certain nombre de cas, il n'est point possible de se livrer à une critique sérieuse, faute de renseignements suffisants.

Avant tout, il nous manque encore le criterium permettant d'affermir que telle tumeur provient réellement d'un deuxième fœtus.

Les tumeurs ne présentaient pas toujours dans leur intérieur, d'une façon nette, les éléments constituants d'un deuxième fœtus, ou, du moins, elles ne renfermaient que des parties fœtales telles que des dents, des cheveux, des os et des morceaux de cartilages qui ne permettent pas, jusqu'à présent, d'affirmer l'existence de la superposition d'un deuxième fœtus. Un cas d'hydrencéphalocèle, publié par Virchow dans le tome I, page 188 de son *Traité des tumeurs pathologiques,* démontre que d'autres tumeurs de la base du crâne peuvent en imposer pour des épignathes.

Comme j'aurai occasion de revenir plusieurs fois dans le cours de ce travail sur cette préparation, je vais la décrire à cette place :

Préparation n° 33 de l'année 1862.

Hydrencéphalocèle palatine d'un enfant nouveau-né.

De la bouche entr'ouverte sort une tumeur ayant le volume d'une petite pomme, irrégulière et bosselée; elle semble se fixer à l'os palatin. En pratiquant une coupe, on constate que le palatin et le vomer ont été repoussés en avant et en haut par la tumeur et que celle-ci sort de la cavité crânienne par une large ouverture placée immédiatement en avant du sphénoïde et en arrière de l'ethmoïde, encore à l'état cartilagineux.

La sphénoïde est complètement disloqué par la tumeur en bas et en arrière ; son union avec le vomer est rompue et cet os ne tient plus qu'à l'ethmoïde.

La partie antérieure de la poche est formée par une cavité à parois lisses et tapissée par la dure-mère.

En bas et en arrière, plusieurs cavités petites et irrégulières se mettent en rapport avec la cavité principale ; en haut se trouve la masse encéphalique, qui se prolonge dans la cavité et constitue le cerveau proprement dit.

Nous ne devons pas oublier, du reste, qu'il arrive souvent que des tumeurs se produisent au plancher de la cavité cranienne, précisément à la place même où se faisait, dans un certain nombre de cas, l'insertion de la deuxième inclusion fœtale. Or ces tumeurs, lorsqu'elles ont un volume considérable, peuvent en imposer parfaitement pour un épignathe. Citons à ce sujet les tumeurs gélatineuses décrites par Virchow (*Würtzburger Verhandlungen*, vol. VII, fascicule 2), Luschka (*Archives de Virchow*, t. XIII, p. 8), Ham (Id., t. XI, p. 395), Zenker, etc...

Parmi les 26 observations rapportées plus haut, se trouvent 4 faits dans lesquels on ne dit rien de précis pouvant faire admettre l'existence d'un organe fœtal.

Ce sont les observations d'Otto (obs. 11 et 12), de Blindell (obs. 5) et d'Arnold (obs. 22). Néanmoins, j'ai rangé ces faits avec les autres exemples d'épignathe, pour des raisons sur lesquelles je reviendrai plus loin.

Quant aux mères des épignates, il est fait mention, dans 2 cas, si elles avaient, oui ou non, déjà conçu.

2 d'entre elles étaient primipares;
3 — secondipares:
2 — tertipares;
2 — quartipares;
3 — multipares.

En somme, 2 d'entre elles étaient primipares, et les 10 autres multipares.

Dans 6 cas, nous connaissons l'âge de ces femmes, à savoir : 22 ans (2 pare), 27 ans (1 p.), 28 ans (3 p.), 28 ans (4 p.), 29 ans (1 p.), 31 ans (m. p.). Au nombre plus grand des multipares, correspond aussi une proportion plus forte de femmes relativement âgées. Les deux primipares étaient également d'un âge assez avancé.

Aucune des mères, autant que les données permettent de l'affirmer, n'avait eu antérieurement des enfants mal conformés ou des jumeaux.

Quant au cours de la grossesse, nous n'avons que des renseignements insuffisants à ce sujet : quatre fois il est fait mention que le cours de la grossesse se poursuivit sans aucune complication, trois fois au contraire on constata un fort developpement de l'abdomen (hydramnios) ayant occasionné des douleurs. Le développement abdominal est fixé, dans ces cas, à 113 cent., 110 cent., et correspond au neuvième mois de la grossesse, bien que l'âge des fœtus fût dans un cas de 8 mois et, dans les deux autres de 6 mois. Chez une femme on observa, au septième mois, une douleur fixe dans la région de l'estomac.

Dans deux observations, on peut attribuer la cause de la malformation à divers événements survenus dans le cours de la grossesse; ainsi la femme de l'observation 12 aurait vu, au deuxième ou au troisième mois de sa grossesse, un cheval mort qui tirait la langue.

Chez la femme de l'observation 14, la cause de l'épignathe aurait été une chute sur le ventre.

Dans 5 cas seulement, la grossesse atteignit son terme normal. Une fois le fœtus était presque à terme; 14 fois il fut viable, 2 fois non viable. Six observations ne renferment aucune indication de l'âge. Parmi les 16 fœtus nés avant terme ou même avant leur viabilité, l'un avait 8 mois, deux avaient de 7 à 8 mois, cinq avaient 7 mois, cinq avaient 6 mois, et deux avaient 5 mois. Pour l'un d'eux, l'âge exact n'était point précisé.

En tenant compte à la fois des fœtus à terme et de ceux qui étaient nés avant terme, on arrive aux chiffres suivants : 6 fœtus étaient venus à terme, et 16 avant terme.

Dans 12 observations on donne quelques détails sur le cours de l'accouchement. Celui-ci fut normal dans 6 cas; l'enfant se présenta par les pieds dans une autre observation, mais accoucha naturellement, sans l'intervention de l'art.

Restent 5 observations dans lesquelles la tumeur devint un obstacle à l'accouchement.

Pour l'un de ces faits, la difficulté fut levée de la façon suivante : la sage-femme ouvrit la tumeur avec ses doigts; il s'écoula une certaine quantité de liquide et la réduction de volume, qui en fut la conséquence, permit à l'accouchement de s'effectuer.

Dans un autre cas, la nature produisit seule le même résultat en détachant une partie de la tumeur.

Pour les trois autres faits, il y eut intervention médicale; deux fois il fallut faire l'extraction de la tête venant derrière, et celle-ci ne se fit pas sans présenter de grandes difficultés. Dans l'observation 7, on essaya d'abord sans résultat, pour une présentation du crâne, l'extraction à l'aide du forceps et du levier ; on pratiqua ensuite la perforation et la version et, malgré cela, l'extraction de la tête venant derrière présenta de notables difficultés.

Dans 4 cas, le fœtus se présentait par le crâne, dans 4 cas

par le siége. Il n'est pas fait mention de la présentation dans les autres cas.

L'état de vie ou de mort du fœtus est indiqué dans 12 observations; 6 fois le fœtus vivait, il était mort dans les 6 autres cas.

Parmi les 6 enfants vivants, 3 succombèrent dans la première demi-heure qui suivit la naissance; l'un vécut 36 heures; un autre 8 jours; un dernier enfin, un peu plus de 2 ans. Ces trois derniers étaient nés au terme normal de la grossesse; parmi les trois premiers, au contraire, deux étaient venus avant terme; quant au troisième, son âge n'est point indiqué.

Les causes de la mort chez les trois enfants, nés à terme, qui ont succombé, sont: *a*) introduction de lait dans la trachée; *b*) pyémie; *c*) plaie mal soignée, à la suite de l'ablation de la tumeur.

Quant au sexe, il était ainsi réparti chez 20 enfants:

Garçons 10, filles 10.

Les détails concernant ces tumeurs elles-mêmes sont plus importants que ces données cliniques.

Si nous étudions d'abord leurs caractères microscopiques, il est intéressant de déterminer leur siége, en tout premier lieu.

Dans 20 cas, la tumeur pendait hors de la bouche; dans 3 cas, elle était renfermée en partie dans la cavité buccale; dans 3 cas, elle se trouvait complètement cachée dans la cavité. Trois observations (XX, XXI et XXII) portent que la tumeur reposait en partie sur la base du crâne.

La tumeur atteignait toujours un volume très-notable, le plus souvent on la représente avec des dimensions plus grandes que la tête du fœtus développé; parfois même elle atteignait presque le volume du fœtus.

Dans ce cas seulement on pouvait, au premier coup d'œil, assigner à la tumeur, faisant saillie hors de la bouche, une origine fœtale. Pour les autres faits, il fallut avoir recours à des recherches plus exactes, afin de démontrer la présence de parties fœtales, lorsque celles-ci existaient.

L'aspect de la tumeur était généralement le suivant : la plus grosse portion sortait de la bouche, suspendue par un pédicule plus ou moins large et pendait sur la poitrine ou sur l'abdomen du fœtus.

Dans 5 cas, la tumeur ayant gagné les fosses nasales, se dégageait en partie des narines, sous forme de polype.

La masse principale de la tumeur sortant de la bouche, avait rarement une surface unie, mais se composait au contraire plus souvent de plusieurs portions, ce qui lui donnait un aspect membrané.

La consistance était aussi fort variable, et l'on pouvait y trouver successivement soit des parties dures, soit des parties fluctuantes. Certains épignathes rappellent, par leur aspect, les kystes hydatiques.

Le tégument le plus externe de la tumeur était cutané dans les cas où elle était renfermée, en totalité ou en partie dans la cavité buccale ; lorsqu'au contraire elle faisait saillie hors de la bouche, les téguments variaient non-seulement suivant les cas, mais encore suivant les différents points de la surface d'une même tumeur.

En faisant abstraction des faits dans lesquels les parties fœtales développées étaient apparentes et devaient nécessairement être recouvertes de peau ou de muqueuse, on trouvait le plus souvent du tissu fibreux formant le revêtement externe de ces tumeurs. Cependant on observa quelques cas où la tumeur était revêtue de peau normale, bien qu'aucune partie fœtale ne fut apparente à sa surface; assez souvent cette peau présentait des poils, tantôt à l'état de simple duvet, tantôt à l'état de poils plus longs occupant certains points limités.

Il est spécifié dans 5 cas que la muqueuse buccale s'étendait sur la tumeur qu'elle recouvrait en partie, tandis que l'autre moitié restait libre. Dans ces observations on décrit la muqueuse devenant de plus en plus mince, ne persistant que sou forme de plaques isolées, et finissant par disparaître complètement.

La surface de la tumeur présentait fréquemment de petites végétations que l'on pouvait comparer à des doigts, des orteils, etc., ou des excroissances qui étaient prises pour des extrémités fœtales. Dans un cas, un sillon de la tumeur fut considéré comme étant le pli interfessier; une petite ouverture, existant au fond celui-ci, fut prise pour l'anus, un petit os pour un rudiment d'organes génitaux.

A propos de l'observation I, la fantaisie pure jouait un grand rôle dans la description de ces soi-disant ressemblances qu'auraient eu certaines portions des tumeurs avec les parties fœtales.

Le plus souvent il n'est possible de discerner à ce sujet le vrai du faux, pas plus par l'examen des planches annexées au texte que par ce texte lui-même. Aussi ferons-nous cette remarque que, dans les observations contemporaines, ces affirmations sont faites avec plus de prudence et sont bien moins catégoriques. Quant au contenu des tumeurs, nous devons dire qu'ici aussi la fantaisie de l'écrivain tient une certaine place et qu'il est presque impossible d'établir un contrôle exact en se servant soit des figures, soit des descriptions.

Dans presque toutes les tumeurs, on trouvait des cavités qui, suivant leur contenu ou leur revêtement, furent désignées sous les noms de poches, lobes ou kystes. Le contenu de ces cavités était, dans la plupart des observations, un liquide plus ou moins épais. Dans la majorité des cas, on décrivait le liquide renfermé dans ces lacunes comme étant de la substance cérébrale.

Les observateurs les plus récents ont, en partie, vérifié cette assertion par des recherches histologiques précises. Il est probable que les substances désignées par les anciens sous les noms de « athéromateuse, caséeuse, granuleuse, sarcomateuse, etc., » étaient également de la matière cérébrale.

Outre le liquide et la masse cérébrale, les cavités renfermaient parfois de la peau, de l'épithélium, de la graisse, des cheveux, des dents, du cartilage et des os. On trouva dans 6 tumeurs des portions d'intestin ; le plus souvent c'étaient de petites portions fermées aux deux extrémités. Une fois cependant, un lambeau d'intestin atteignait une longueur de 10 cent.: il présentait cette particularité d'être formé par deux tubes séparés et étendus l'un à côté de l'autre. Il fut possible, dans un cas, de reconnaître l'appendice vermiforme fixé à une portion d'intestin; dans un autre cas, l'intestin aboutissait à un orifice placé à la surface de la tumeur et que l'on considéra comme étant l'anus. Dans deux cas, les lambeaux d'intestin, fermés en haut et en bas et remplis de tissu muqueux, avaient l'aspect de kystes. Dans un cas (obs. 21), l'auteur reconnut du tissu hépatique normal.

On trouva très-souvent de petits fragments de cartilage, le plus souvent isolés, rarement unis à des os.

Un auteur crut reconnaître la symphyse dans deux petits morceaux de cartilage unis l'un à l'autre.

Plus souvent encore les tumeurs renfermaient des os. Ceux-ci pouvaient provenir du fœtus normal; ainsi dans l'observation 8, un os aplati, émané du frontal, divisait la tumeur en deux parties; mais le plus souvent, ils étaient indépendants. On trouva aussi bien des os plats que des os longs, et il est tout naturel que les auteurs aient cherché à assigner à chaque fragment osseux sa place dans le squelette du fœtus normal.

Voici l'énumération, suivant leur degré de fréquence, des os que l'on rencontra : dans 30 observations, on décrivit des os ressemblant au maxillaire inférieur dont les uns portaient des dents, tandis que les autres en étaient, au contraire, dépourvus.

Dans 3 cas on nota des os crâniens : une fois la base du crâne, une fois l'occiput, une fois un os qui ne fut pas déterminé.

Trois fois, on reconnut les os pour être des portions de la colonne vertébrale (2 fois le sacrum); deux fois on crut avoir affaire au tibia (dans un cas avec la rotule, le talus et le calcanéum); une fois on découvrit un maxillaire supérieur.

Dans plusieurs autres faits où l'on rencontra des fragments osseux, il ne fut pas possible de leur assigner une ressemblance avec les os du fœtus normal.

Outre les os dont nous venons de parler, on en trouve encore fréquemment dans des membres fœtaux englobés dans la tumeur ou s'en dégageant.

Il s'agit principalement d'extrémités munies de doigts ou d'orteils dans lesquels on trouva des os longs.

De même que dans les extrémités surnuméraires on constate fréquemment une augmentation du nombre des doigts ou des orteils, de même aussi on a noté ce fait chez les épignathes.

Il faut enfin rappeler que dans les tumeurs on observa cinq fois des cordons ombilicaux. Il est vrai que dans un seul cas la présence du cordon ombilical est rendue évidente par la description et les figures (obs. 26); pour les autres faits, la description est trop peu précise!

En général, les tumeurs faisant saillie hors de la bouche étaient pauvres en vaisseaux sanguins, et cela d'autant plus que le pédicule les reliant au fœtus était plus grêle. Dans une seule observation on parle d'une grande vascularité.

Avant de parler de la nutrition des tumeurs, il est nécessaire de préciser leur mode d'union au fœtus principal.

Dans 3 cas seulement il est rapporté brièvement que la tumeur faisait saillie hors de la bouche, sans qu'il soit fait mention de ses insertions dans la cavité buccale.

Les tumeurs qui étaient complètement renfermées dans la cavité buccale contractaient des adhérences simples ou multiples avec toutes les parties qu'elles touchaient. Quant aux tumeurs pédiculées, nous ne devons pas nous figurer que le pédicule restât simplement libre dans la cavité buccale : il contractait souvent, au contraire, des adhérences avec les organes voisins. Si nous regardons comme constituant, le pédicule principal celui qui est placé le plus loin en arrière, nous trouvons que, dans la majorité des cas, son insertion se faisait à la paroi supérieure de la cavité de la bouche et du pharynx. Dans plusieurs faits on pouvait poursuivre le pédicule (et même dans trois cas la tumeur tout entière) jusqu'à la base du crâne, et constater qu'il s'y insérait; le plus souvent, le point d'implantation existait sur la selle turcique.

On comprend aisément que dans les cas où la tumeur était pédiculée, celle-ci devait se nourrir par l'intermédiaire de son pédicule. Aussi, même lorsqu'il n'en est pas fait mention dans l'observation, faut-il considérer comme vaisseaux nourriciers de la tumeur ceux qui avoisinaient le point d'implantation.

Dans quelques cas où l'insertion de la tumeur se faisait à une place insolite, on spécifie avec plus de précision le mode de nutrition. Une observation porte que l'artère nourricière était la maxillaire externe, une autre l'artère temporale, une autre enfin que c'était une artère cérébrale, rampant sur le plancher de la voûte crânienne (obs. 19).

Vrölik a cherché, dans l'observation 4, les nerfs se rendant à la tumeur, mais n'en a point trouvé.

Il me reste maintenant à examiner le retentissement de la tumeur sur l'organisme du fœtus principal.

Les enfants avaient tous un corps bien conformé, à l'exception d'un seul (obs. 22) qui avait un double pied bot valgus. La tête seule présentait des anomalies.

A première vue, on constatait chez les épignathes, dont la tumeur restait renfermée dans la cavité buccale, que le côté sain de la face était attiré du côté malade. L'angle palpébral, l'aîle du nez, la commissure labiale étaient déviés vers la tumeur.

Lorsque la tumeur sortait de la bouche, on constatait que celle-ci était énormément dilatée, que les lèvres inférieure et supérieure étaient refoulées au loin, ou aplaties. Les recherches anatomiques firent constater aussi un retentissement sur les maxillaires supérieur et inférieur. Ces derniers étaient souvent aplatis et amincis ; dans un cas, la portion médiane manquait, et les deux parties latérales étaient en forme d'arête, se terminaient en pointe et étaient dépourvues de dents.

Le maxillaire supérieur était aussi complètement divisé (3,25 cent.) dans un cas.

Au voisinage de la bouche, le nez était souvent aplati par suite des progrès de la tumeur vers le haut. Dans un cas, l'œil se trouvait également repoussé par les envahissements de la tumeur.

Mais les modifications les plus fréquentes se passaient dans l'intérieur de la cavité buccale. D'un côté, la tumeur entraînait à sa suite des organes vers la bouche; de l'autre, elle empêchait par son développement l'accroissement normal des os. Aussi trouvons-nous fort souvent une fente de la voûte palatine, conséquence de l'envahissement de la tumeur. Dans un cas, les palatins manquaient complètement ; une fois, l'os zygomatique était complètement détruit; une autre fois enfin, un os plat émanant du frontal, s'étendait dans l'intérieur de la tumeur.

La base du crâne était aussi, dans beaucoup de cas, gênée dans son développement normal. Souvent nous avons trouvé qu'elle n'était formée qu'incomplètement ; dans un cas, les parties antérieure et moyenne du sphénoïde manquaient, ainsi que l'ethmoïde. Dans 3 cas, le cerveau lui-même était comprimé par la tumeur qui s'était développée sur le plancher de la cavité crânienne ; dans un quatrième cas, l'os nasal manquait, et il n'était pas possible de trouver le nerf olfactif. Deux observations mentionnent l'absence de la glande pituitaire du cerveau.

Mais je dois faire remarquer formellement que dans certains faits les modifications du fœtus principal étaient très-minimes, et que, dans la majorité des cas, la base du crâne était complètement intacte.

La première question soulevée par les faits qui précèdent est la suivante :

Dans quelle mesure les tumeurs décrites sous le nom d'*épignathes* doivent-elle être considérées comme un deuxième fœtus?

Les tumeurs congénitales du siége avec lesquelles les tumeurs épignathiques offrent de nombreux points de contact et parfois même une véritable identité sont d'origine variée ; les unes sont de véritables hernies de la moelle épinière, les autres du sac d'hydrorachis ; les unes des dégénérescences de la glande coccygienne découverte par Luschka, les autres des produits de nouvelle formation alors que d'autres sont les résultats d'une véritable inclusion fœtale. Tous les anatomo-pathologistes qui ont agité ce thème se sont accordés à reconnaître les difficultés présentées par le diagnostic différentiel, quand on veut distinguer les inclusions fœtales des tumeurs de nouvelle formation, et ces difficultés se retrouvent quand on veut établir la même distinction entre les tumeurs buccales.

Ces tumeurs n'ont point le même point d'implantation : tantôt le pédicule est inséré dans la cavité buccale, tantôt dans la cavité rachidienne, tantôt à la partie inférieure de la base du crâne ou même à la selle turcique. Evidemment ces derniers exemples se rattachent aux hernies cérébrales et ce ne serait que par une extension erronée qu'elles pourraient être taxées d'épignathes. Sans doute le cas de Virchow rapporté ci-dessus offre un aspect tout à fait analogue à celui offert par les épignathes, et cependant il doit être tout autrement interprété. Evidemment c'est là une véritable hernie cérébrale.

En second lieu, les tumeurs gélatineuses de la base du crâne peuvent s'accroître dans la cavité buccale, mais les plus volumineuses d'entre elles sont si infiniment petites, comparées aux tumeurs épignathiques proprement dites, qu'une confusion est vraiment impossible. Au reste, leur tissu est si mou et si délicat qu'elles ne sauraient exercer une influence nuisible sur les parties avoisinantes.

A raison de l'analogie établie entre la glande coccygienne et la glande pituitaire, on a voulu placer le point de départ de l'épignathisme dans le développement de cette dernière, mais cette assertion est tout à fait gratuite. Non-seulement l'analogie établie est erronée, mais encore les dégénérescences kystiques de la glande pituitaire paraissent exercer une médiocre influence sur la clôture de la base du crâne.

Le rôle attribué à l'hypophyse par Rindfleisch (*Virchow's Arch.*, t. XXX, p. 416), quelque étendu qu'il soit, n'est pas davantage justifié et est dans l'espèce formellement contredit par l'examen des faits. Dans 23 des 26 observations, l'hypophyse est intacte, la base du crâne non anormalement perforée et la tumeur s'est développée exclusivement en bas; dans 3 seulement, des parties de la tumeur se sont accrues vers le cerveau, mais la partie principale s'est développée vers la cavité buccale.

Le processus de la tumeur épignathique aurait donc lieu de la cavité buccale vers la cavité crânienne, et ce processus est rendu plus vraisemblable encore par la manière dont elle envahit la cavité nasale et sort par les narines sous forme de polype.

Enfin, si l'on réfléchit combien, chez le nouveau-né, sont infiniment rares les produits de nouvelle formation de volume quelque peu considérable, on sera autorisé à conclure que les tumeurs complexes qui sortent de la bouche dans le cas où elles ne sont pas le fait d'une hernie cérébrale, doivent dériver d'un second fœtus alors même qu'on ne trouve dans celle-ci aucune partie qui permette d'affirmer l'existence de ce second fœtus.

Je passe maintenant à l'examen de la question suivante: Est-il possible qu'un produit fœtal soit dégénéré de telle façon qu'il représente des tumeurs analogues à celles décrites sous le nom d'*épignathes* et des *tumeurs du siége?*

Parmi les monstruosités du corps fœtal, celles qui amènent les plus grands changements dans la manière d'être et la structure des parties sont sans contredit les amorphes de la classe des acardiaques. Nous savons que ceux-ci naissent dans un état tellement informe que s'ils n'étaient pas accompagnés d'un autre fœtus, on pourrait très-bien nier leur origine fœtale. J'ai vu moi-même un acardiaque dont la description a été donnée par Elb dans sa thèse (*Ueber einen Fall. v. herzloser Missge-*

burt; Leipzig, 1869) et par Credé (*Monatss. f. Geburtsk.*, t. XXXIII, p. 416), qui se réduisait à une masse informe contenant un fragment d'intestin, un fragment du sacrum et un autre fragment d'os qui n'avait aucune analogie, aucune ressemblance avec les os d'un fœtus normalement conformé.

Claudius a déjà démontré que le développement des acardiaques était subordonné à la quantité et à la direction du sang introduit. Dans le cas ci-dessus, tout le système circulatoire se réduisait à une artère et encore avait-elle un médiocre calibre ; aussi ce n'est pas sans raison qu'Elb rattache le développement rudimentaire de ce monstre à la circulation élémentaire du sang.

Tous les acardiaques connus étaient en connexion avec le fœtus, normalement conformé par un cordon ombilical. Par conséquent, tous étaient venus en connexion avec l'autre fœtus après la formation de l'allantoïde et vraisemblablement tous étaient monstrueux depuis cette époque. Comme on le sait, l'allantoïde commençant à se développer à la fin de la troisième semaine ou au commencement de la quatrième, il s'ensuivrait que les acardiaques se développent à partir de cette époque. Mais ne peut-il s'en produire avant ce temps, c'est-à-dire avant l'existence de l'allantoïde et dans ce cas par quelles anastomoses recevrait-il sa nourriture?

En ce qui concerne les acardiaques, on peut ne pas saisir le moment précis ou la circulation sanguine a été enrayée, mais avec quelque certitude on peut poser en principe que plus l'embryon était avancé en développement alors qu'il a été tué, plus il se rapprochera d'un fœtus à terme par la forme et la texture ; tandis qu'au contraire, plus la mort aura été prématurée dans sa venue, plus il s'offrira sous une forme complexe et anormale.

Dans le cas décrit par Elb et Credé, dans lequel la mort était survenue probablement aussitôt après la formation de l'allantoïde, la couche épithéliale de la peau était extrêmement mince. « Par le ratissage seulement, on put isoler quelques plaques d'épithélium qui se gonflèrent après avoir été traitées par une lessive de potasse. L'existence des papilles cutanées ne put être démontrée. » D'après cette description, il est très-supposable que les acardiaques d'une origine plus ancienne montrent un développement si imparfait de la peau que l'on ne peut plus reconnaître sur la tumeur les signes d'une provenance fœtale.

Dans la plupart des exemples connus d'acardiaques, le cordon ombilical s'insère à un endroit se rapprochant assez de l'endroit normal, et on a remarqué également que les organes voisins de cette insertion sont relativement plus développés que ceux placés plus loin. Par exemple, dans un grand nombre de cas, des fragments d'intestin et des parties du segment inférieur de la colonne vertébrale ont été trouvés. Au contraire, le cordon ombilical a-t-il une insertion anormale comme cela s'est présenté dans de rares cas, les organes placés aux alentours sont développés de préférence. Par exemple, Moldenhauer a décrit un acardiaque chez lequel le cordon s'insérait sur le même plan que l'extrémité supérieure gauche ; eh bien, ici les organes pectoraux étaient beaucoup plus accusés que chez tous les autres individus de cette espèce.

Maintenant, quand la nutrition n'a lieu nullement par le cordon ombilical, mais que l'appendice embryonnaire, entravé dans son développement, vit et s'accroît aux dépens du grand fœtus avec lequel il est en connexion, il est très-possible qu'il provienne de cet appendice une formation qui ne renferme absolument aucune partie rappelant la structure fœtale.

Ainsi, dans le cas de Hecker (obs. XX), il y avait une tumeur formée de kystes contenant des cellules analogues aux cellules cérébrales embryonnaires. On était donc amené à supposer que les cellules cérébrales embryonnaires étaient venues en contact avec le deuxième fœtus, et qu'il ne s'était développé que les parties embryonnaires correspondantes aux membranes du cerveau, à leur contenu et à la base du crâne (cartilage).

Après avoir passé et discuté en revue les hypothèses d'Is. Geoffroy-Saint-Hilaire, de Rindfleisch, d'Arnold, de Fœrster et de Schultze, rappelé ce que dit ce dernier au sujet du développement des tumeurs congénitales du siége, Ahlfeld expose en ces termes ses vues sur la production de l'épignathisme.

Comme exemple je suppose le cas que les deux embryons

reposent sur une même ligne, les deux têtes tournées l'une vers l'autre. Comme conditions inséparables à leur développement, il est nécessaire que les deux têtes sortent à une certaine distance de la vésicule germinative et que l'un des embryons soit remarquablement arriéré dans son développement. A s'accroît-il d'une façon marquée pendant que B reste petit, il s'ensuit, alors que la distance entre les deux têtes n'est pas considérable, que B se place au-dessous de la vésicule cérébrale antérieure et plus tard encore dans l'entonnoir qui se termine en infundibulum et auquel aboutit et se fixe par son extrémité supérieure le bout terminal antérieur de l'intestin. (Voyez fig. 19, 20 et 21, p. VIII, t. IV, *Annales de Gynécologie*, p. 448.)

Par suite de cette évolution, B se trouve placé entre le segment antérieur du cerveau et la face antérieure du segment supérieur de l'intestin. Précède-t-il les vésicules cérébrales, B s'accroît au-dedans de la cavité buccale et peut par sa partie rétrécie atteindre l'extrémité de celle-ci, c'est-à-dire l'endroit où se forme l'hypophyse. Cette circonstance explique pourquoi dans quelques cas le pédicule de la tumeur a été rencontré sur la selle turcique.

Le point le plus important duquel dépend le développement ultérieur de B est la connaissance du mode et de la manière d'être de la nutrition. B n'est-il parcouru que par quelques rares vaisseaux, sa partie supérieure est seule nourrie et on ne trouve, comme dans la plupart des cas, que le cerveau et ses dépendances les plus proches. Au contraire, B reçoit-il de grosses branches artérielles, il peut en résulter la formation de quelques organes et en particulier de la colonne vertébrale et des extrémités.

Les rapports peuvent être sensiblement modifiés quand B au début de son développement a marché d'un pas égal avec A après la formation de l'allantoïde. Alors les vaisseaux de la base du crâne se réunissent avec les vaisseaux de l'allantoïde et B devient acardiaque, parce que ses vaisseaux n'ont point trouvé des bases propices comme les vaisseaux allantoïdiens de A. Dans ce cas B subit des métamorphoses analogues à celles des autres acardiaques ; sa nutrition n'est même, sous aucun rapport, comparable à celle des acardiaques qui reçoivent leur sang du placenta, car, en général, la nutrition qui se fait par les anastomoses placentaires est plus productive que celle qui se fait au moyen des vaisseaux de la base du crâne. Il s'ensuit alors que les acardiaques ne recoivent qu'un développement insignifiant et appartiennent pour la plupart à la variété des amorphes. Maintenant, plus court est le cordon ombilical et plus B vient se rapprocher de la cavité buccale ; il est même vraisemblable qu'alors que le cordon est très-court, B peut se loger au-dedans de cette cavité.

Le parasite inséré à la partie inférieure de la base du crâne est parfois une cause de gêne, une entrave au développement du fœtus principal. En particulier, la rencontre de toutes les parties qui se réunissent sur la ligne médiane peuvent être absolument empêchées. Le développement du parasite pouvant atteindre jusqu'à l'extrémité de la *chorda dorsalis*, la base du crâne peut être arrêtée dans sa clôture et conserver une ouverture anormale. Par celle-ci, il peut pénétrer à l'intérieur de la cavité crânienne, soulever la dure-mère et peut même venir se loger dans celle-ci. Il est facile de comprendre que lorsqu'il acquiert un tel développement il puisse atrophier la glande pituitaire et détruire les tissus avoisinants.

Quand le réservoir buccal est ouvert, la tumeur peut se placer au dedans de la cavité buccale. Elle la remplit bientôt et se développe vers les points où elle rencontre le moindre obstacle. A travers le voile du palais encore bifide, elle envoie des prolongements dans la cavité nasale et vient sortir à travers les narines.

C'est surtout par la bouche qu'elle a son accroissement principal, aussi est-ce sur elle qu'on relève le plus grand nombre de modifications, ainsi que sur les os et en particulier le maxillaire inférieur.

Enfin, B peut être tellement distant de A qu'il prenne adhérence non à la cavité du pharynx mais au-dessous de celle-ci. Il peut être alors placé à la région cervicale et être complètement enveloppé par la peau comme le démontre le cas suivant :

Hess, *Beitrage z. Casuistik d Geschwülste mit zeugungsahnlichem Inhalte (Dissert. Giessen,* 1854, 1re obs.)

« Chez un garçon né vivant, mais mort peu après l'accou-
« chement, on trouva sur l'œsophage et la trachée une tumeur
« longue de 3 pouces, large de 2 et épaisse de 1 pouce et demi.
« Elle est placé au-dessous du fascia cervical et du muscle sous-
« cutané et au-dessus du muscle omo-hyoïde.

« Elle consiste en un stroma fibreux enveloppant des kystes
« ayant un volume variant, depuis celui d'une lentille à celui
« d'un œuf de pigeon. Dans un des kystes les plus volumineux
« se trouve un corps recouvert de peau. La peau est recouverte
« de cheveux lanugineux qui au microscope offrent la consti-
« tution normale et sont flanqués de deux petites glandes aci-
« neuses. A l'intérieur du lobe, est un os dont une des extré-
« mités offre un gonflement rappelant un condyle (tibia ?) »

D'autres fois B pend au cou à la façon des épignathes sur les joues, témoin le cas de Tannahill (*Glasgow med. Journ.* Nov. 1761) et celui narré par Joube (Histoire de l'Acad. Roy. des siences, Paris, 1754, p. 62).

Enfin, les deux embryons sont-ils encore plus éloignés l'un de l'autre, il se peut que B vienne se placer avec le pli qui forme l'amnios sur le côté externe du cerveau et adhère à la partie antérieure de la tête, comme le démontre le cas publié par Arnold.

Les tumeurs épignathiques sont donc formées par un deuxième fœtus, lequel, par sa manière d'être, appartient aux diverses variétés des monstres acardiaques. Pour justifier cette déclaration, il suffira de se reporter aux descriptions qui en ont été précédemment données. Les unes sont tout à fait identiques à celles du *akormes*, les autres, à raison du développement des extrémités inférieures, se rattachent aux *acéphales*, alors que d'autres, par l'absence complète du tronc et des viscères fœtaux, doivent être rattachées aux *amorphes*.

Quant à la variété particulière des monstres acardiaques qui se présente fréquemment à l'observation dans l'épignathie, variété dans laquelle l'adhérence du fœtus se serait effectuée avant la formation de l'allantoïde, elle n'a pas, jusqu'à présent, été décrite dans la littérature médicale et, par suite, n'a pas encore reçu un nom spécial.

Dans les cas précédemment rapportés, on a tous les degrés, toutes les nuances de transition, allant depuis le degré le plus bas des amorphes à celui où la tumeur n'offre aucun indice de partie fœtale. A côté du cas de *Baart de la Faille*, qui peut être regardé comme extrême dans le premier sens, nous avons deux acardiaques qui sont insérés à la base du crâne avec une autre tumeur. A un degré plus inférieur se placent quatre cas, dans lesquels les restes, les rudiments du cordon ombilical paraissent avoir été rencontrés. Enfin, dans les autres cas, il n'y a aucune trace de cordon ; cependant ces cas sont tellement semblables aux précédents qu'on ne saurait chercher à les expliquer par un autre mode de formation.

Dans la plupart des cas rassemblés, il est expressément signalé que l'espace creux de la tumeur est rempli par des masses cérébrales à l'état embryonnaire. Cette manière d'être plaide en faveur de l'hypothèse qui a été émise, ainsi que la forme des kystes qui correspond à une division des cellules cérébrales.

Qu'il me soit permis d'ajouter encore quelques mots sur la connexion de l'hypophyse et de la selle turcique par rapport aux épignathes. J'ai déjà indiqué plus haut comment l'épignathe peut atteindre dans son développement la base du crâne avant la clôture de celle-ci et comment cette partie peut se présenter sous une forme pédiculée. Il me suffira d'ajouter que dans le développement normal comme dans le développement pathologique, le canal préexiste régulièrement à la base du crâne. D'aprés Dursy (*Centralblatt f. d. medic. Wissenschaft*, 1868, n° 8), le lobe antérieur de l'hypophyse est formé par le renversement du pharynx et le lobe postérieur par le reliquat de la *chorda dorsalis*. L'existence de ce canal dans les premiers temps de la vie embryonnaire avait été pareillement signalée expressément par Rathke (*Ueber die Enstehung de Glandula pituitaria J. Muller's Archiv*, 1838, p. 482), dans ses recherches, et ce canal a été maintes fois retrouvé à l'état pathologique. Par exemple, Luschka (*Der Hinanhang u. d. Steissedruse des Menschen*, p. 35) l'a trouvé maintes fois anormalement dilaté sur des embryons de huit à douze semaines. Sur un fœtus présentant un spina bifida et une hernie diaphragmatique, il y avait un aplatissement de la selle turcique et, à la place de l'hypophyse, une masse rouge brun, molle, du volume de la tête d'une épingle. En détachant la dure-mère de la selle turcique, on trouva un petit prolongement canaliculé, large de 15 millimètres dans une longueur de 5 millimètres. Klinkosch (*Diss. prag. sel.*, t. I, p. 199) a fait une observation semblable sur un enfant hydrocéphale. L'ouverture de la selle turcique avait le volume d'une plume. Par celle-ci, une partie de la dure-mère avait fait hernie et formait du côté de la cavité buccale un sac du volume d'une noisette, qui renferme l'hypophyse. On le voit, ce cas a de nombreuses analogies avec celui de Virchow dont le récit a été donné plus haut.

Tandis que dans ces cas la dilatation anormale du canal est le résultat de la pression du contenu cérébral, dans les cas d'épignathe, elle a eu lieu en sens inverse, c'est-à-dire par un accroissement des parties provenu du bout terminal de l'intestin. Par suite, le résultat terminal est facile à distinguer ; dans les premiers cas, le maximum de dilatation du canal se trouve sur la selle turcique, alors que dans les seconds il se trouve à la surface externe de la base du crâne.

Pour épuiser toutes les remarques dont la matière est susceptible, il convient d'ajouter quelques mots au sujet d'un point soulevé par la deuxième observation de Baart de la Faille, circonstance qui a une importance capitale au point de vue de la genèse des épignathes. Dans cette relation, il est signalé expressément l'absence de vaisseaux dans le cordon de l'acéphale. Un cordon sans vaisseaux n'a pas encore été décrit et rend ce fait unique dans la science. Suivant toute vraisemblance, pour conserver dans toute son intégrité cette magnifique pièce, on n'a point poursuivi la direction des artères ombilicales, on s'est borné à l'examen d'un tout petit fragment du cordon. Il est vraisemblable que les vaisseaux ont été oblitérés comme le prouve un cas examiné soigneusement par Hyrtl dans son magnifique ouvrage : « Die Blugefässe der menschlichen Nachgeburt. Wien, 1871, p. 245. »

Enfin, pour en finir, signalons que le mode d'après lequel

nous avons cherché à expliquer la genèse des épignathes peut être étendu à la transplantation de quelques-unes des parties appartenant à la surface du fœtus. Le fœtus B ne touche-t-il le fœtus A que par une petite surface, il se produit par la réunion des petits vaisseaux sanguins une mortification de cette partie; le fœtus B vient-il à succomber par suite du défaut de nutrition, le fragment attenant au fœtus A continue seul à vivre et voit ses tissus ou ses cavités être entretenues par A.

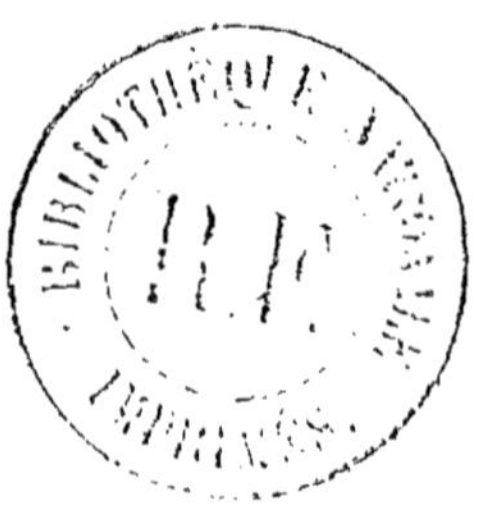

Paris. — A. PARENT, imprimeur de la Faculté de Médecine, rue M.-le-Prince, 29-31.

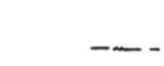

BIBLIOTHEQUE NATIONALE DE FRANCE
3 7531 00253377 7

www.ingramcontent.com/pod-product-compliance
Ingram Content Group UK Ltd.
Pitfield, Milton Keynes, MK11 3LW, UK
UKHW012109240726
13965UKWH00004B/1654

9 782012 954830